BEI GRIN MACHT SICH IHR
WISSEN BEZAHLT

- Wir veröffentlichen Ihre Hausarbeit,
  Bachelor- und Masterarbeit

- Ihr eigenes eBook und Buch -
  weltweit in allen wichtigen Shops

- Verdienen Sie an jedem Verkauf

Jetzt bei www.GRIN.com hochladen
und kostenlos publizieren

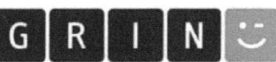

Bibliografische Information der Deutschen Nationalbibliothek:

Die Deutsche Bibliothek verzeichnet diese Publikation in der Deutschen National-bibliografie; detaillierte bibliografische Daten sind im Internet über http://dnb.d-nb.de/ abrufbar.

Impressum:

Copyright © 2018 GRIN Verlag
Druck und Bindung: Books on Demand GmbH, Norderstedt Germany
ISBN: 9783668932999

Dieses Buch bei GRIN:

https://www.grin.com/document/464822

Martin Kleefeldt

Das deutsche Gesundheitssystem. Stärken, Schwächen und Konzepte der Präventionspolitik

GRIN Verlag

GRIN - Your knowledge has value

Der GRIN Verlag publiziert seit 1998 wissenschaftliche Arbeiten von Studenten, Hochschullehrern und anderen Akademikern als eBook und gedrucktes Buch. Die Verlagswebsite www.grin.com ist die ideale Plattform zur Veröffentlichung von Hausarbeiten, Abschlussarbeiten, wissenschaftlichen Aufsätzen, Dissertationen und Fachbüchern.

Besuchen Sie uns im Internet:

http://www.grin.com/

http://www.facebook.com/grincom

http://www.twitter.com/grin_com

B.A. Martin Kleefeldt

Studiengang: Soziale Arbeit B.A.

Einsendeaufgabe zum Modul Sozial- und Gesundheitspolitik
Fragestellung A1, A2 und A3

SRH Fernhochschule - The Mobile University
Langestr. 19
88499 Riedlingen

A1. Die Stärken und Schwächen des gegenwärtigen Gesundheitssystems in Deutschland.

Im folgenden Abschnitt soll der Versuch unternommen werden, die grundsätzliche Funktion sowie die Vor- und Nachteile des deutschen Gesundheitssystems darzustellen. Dazu wird auch ein Vergleich mit anderen Ländern nötig. Der Fokus liegt auf der korporatistischen Steuerung der Gesundheitspolitik sowie dem entsprechenden Verwaltungs- und Gesetzgebungsprozess und daraus entstehenden Sachverhalten (positiven & negativen) des Gesundheitssystems.

Die Steuerung der Gesundheitspolitik in Deutschland findet durch staatliche, verbandliche (korporatistische) und marktwirtschaftliche Elemente statt (vgl. Wassmann 2018). Das Gesundheitssystem lässt sich in drei Ebenen gliedern. Die Makroebene (Ebene des Gesetzgebers). Auf dieser Ebene sind die Organe der Länder und des Bundes zu finden. Die Mesoebene (Ebene der Verbände). Hier lassen sich unter anderem die entsprechenden Berufs- und Fachverbände finden. An letzter Stelle ist hier die Mikroebene (Ebene der Leistungserbringer) zu nennen. Hiermit wären Versicherte, Ärzte und Unternehmen gemeint (vgl. Wassmann et al. 2017, S, 29).

Die oberste Instanz für gesundheitspolitische Fragen in Deutschland ist das Bundesministerium für Gesundheit. Der Fokus des BMG liegt auf der Erarbeitung von Gesetzesentwürfen, Rechtsverordnungen und Verwaltungsvorschriften (BMG 2018). Es wird vom Gesundheitsminister geleitet. Ihm direkt unterstellt sind dabei die beiden parlamentarischen Staatssekretäre und der beamtete Staatssekretär. Letzterer ist der Stellvertreter des Ministers und allen Abteilungen vorgesetzt und weisungsbefugt (vgl. Wassmann et al. 2017, S, 33). Die restlichen Staatssekretäre entstammen jeweils einer der beiden Regierungsfraktionen und ihre Aufgabe ist in der Vertretung des Ministers im politischen Bereich (Bundestag, Bundesrat oder Parteifraktion) zu sehen (vgl. Wassmann et al. 2017, S, 29). Die Themen der Pflege, Drogenproblematik und Patientenbelange werden jeweils von einem eigenständigen Beauftragten bearbeitet (vgl. BMG 2018). So ist es die Aufgabe des Patientenbeauftragten, sich für alle Rechte und Belange der Patienten einzusetzen. Dazu gehört, dass Patienten das Recht auf unabhängige und unvoreingenommene Beratung sowie auf fachlich richtige Informationen durch Seiten der Leistungserbringer und Kostenträger haben (vgl. Wassmann et al. 2017, S, 34).

Unterhalb der Bundesbeauftragten und Staatssekretäre gliedert sich das Ministerium in sechs Überabteilungen. Abteilung Z trägt den Namen „Europa und Internationales" und ist für die europäische Gesundheitspolitik zuständig. Abteilung 1 behandelt die Bereiche Arzneimittel, Medizinprodukte und Biotechnologie, während sich Abteilung 2 mit Gesundheitsversorgung und Krankenversicherung beschäftigt. Abteilung 3 behandelt den Gesundheitsschutz, Medizin- und Berufsrecht. Das Thema Pflegeversicherung und Prävention wird in Abteilung 4 bearbeitet. Der Bereich der Digitalisierung und Innovation wird von Abteilung 5 verwaltet. Jeder der Abteilungen verfügt über zwei bis drei Unterabteilungen, welche in weitere vier bis acht Fachreferate gegliedert sind (vgl. BMG 2018).

Die Mehrheit gesundheitspolitischer Gesetzte wird von der Bundesregierung initiiert. Nach Rücksprache mit dem Bundesrat, wird das entsprechende Gesetz in den Bundestagsausschuss für Gesundheit zur Bearbeitung gegeben. Hier werden verschiedene Experten zur Materie befragt. Den Gesetzesentwurf erarbeiten die Fachreferate des Gesundheitsministeriums aus dem sogenannten Referentenentwurf (vgl. Wassmann et al. 2017, S, 35). Betrifft das Gesetzt die Interessen (Finanzen, Rechte, Aufgaben & Befugnisse) der Länder, handelt es sich also um ein Zustimmungsgesetz, ist die Zustimmung des Bundesrates notwendig. Zustimmungen werden dabei vom Gesundheitsausschuss des Bundesrates vergeben. Der Gesundheitsausschuss beschäftig sich dabei mit allen relevanten Themen dieses politischen Bereiches (vgl. Wassmann et al. 2017, S, 37).

Eine zentrale Rolle im deutschen Gesundheitssystem spielt zudem der Gemeinsame Bundesausschuss (G-BA). Der G-BA ist das oberste Beschlussgremium der gemeinsamen Selbstverwaltung von Ärzten, Zahnärzten, Psychotherapeuten, Krankenhäusern und Krankenkassen in Deutschland (vgl. G-BA 2018, S, 2). Seine Aufgabe ist die medizinische Versorgung sowie die Umsetzung der gesetzlichen Vorgaben des Bundesministeriums, durch Richtlinien. So legt der G-BA den Leistungskatalog der gesetzlichen Krankenkassen fest. Außerdem regelt das G-BA die Versorgung mit Arznei-, Heil- und Hilfsmitteln, sowie ärztlichen, diagnostischen und therapeutischen Maßnahmen (vgl. G-BA 2018, S, 2). Die entsprechenden Richtlinien haben für die Leistungserbringer bindenden Charakter (vgl. Wassmann et al. 2017, S, 55). An der Erstellung der Richtlinien sind alle für die Gesundheitsversorgung verantwortlichen Leistungsanbieter beteiligt. Die Deutsche Krankenhausgesellschaft (DKG), der Spitzenverband der Krankenkassen und die

Kassen(zahn)ärztliche Bundesvereinigung haben Mitglieder im G-BA (G-BA 2018, S, 4). Dem G-BA werden zudem wichtige Aufgaben im Bereich des Qualitätsmanagements und der Qualitätssicherung zuteil. Durch den G-BA werden Prüfkriterien für gesetzliche Standards festgelegt. Im Auftrag des Gesetzgebers werden, auf Grundlage des SGB V Behandlungsstandards erarbeitet (G-BA 2018, S, 3). Die Rechtsaufsicht über den G-BA hat das BMG (vgl. Wassmann et al. 2017, S, 56).

Bereits während des Gesetzgebungsverfahrens, sind die Verbände (Mesoebene) beteiligt. Die Macht der Verbände ist dabei nicht unerheblich (vgl. Wassmann et al. 2017, S, 56). Zu den wichtigsten Akteuren dieser Ebene gehören die GKV-Krankenkassen, Krankenhäuser (Deutsche Krankenhausgesellschaft, Landeskrankenhausgesellschaft), Ärztekammern, Kostenträger der Rehabilitation, Apothekenverbände und zum Schluss die Pharmaindustrie (vgl. Wassmann et al. 2017, S, 29). Die Verbände werden dabei auf die Erfüllung öffentlicher Ziele durch Kollektivverhandlungen und -Verträge verpflichtet. Für die Umsetzung von Gesetzen und Richtlinien stattet der Staat die Verbände mit einer Vielzahl an Rechten und Pflichten aus. Zudem bilden die Verbände im Auftrag des Staates sogenannte Vertretungsmonopole (Wassmann 2018). So bilden z.B. alle Kassenverbände der Landesebene auf Bundesebene den Spitzenverband Bund der Krankenkassen. Ziel ist es, gemeinsame Interessen effektiver umzusetzen und dabei eventuell auftretende Probleme schneller lösen zu können (vgl. Wassmann et al. 2017, S, 43). Als Teil der gesetzlichen Vorgaben, schließen die Verbände der Landesebene mit Vertragsärzten und anderen Leistungserbringern entsprechende Versorgungsverträge ab und regeln die Vergütung der Leistungen (BMAS 2015, S, 310f.). Mit dem am 01.04.2007 in Kraft getretenen GKV-Wettbewerbsstärkungsgesetz wurde dabei die Bundesebene transparenter und effektiver gestaltet. Der GKV übernahm seitdem viele der Aufgaben, welche vorher den unterschiedlichen Verbänden der Landesebene zugeteilt waren. So gelten vertragliche Entscheidungen des GKV für alle Krankenkassen inkl. deren Landesverbände, und für alle Versicherten. Exemplarisch sollen einige der Aufgaben des GKV für das weitere Verständnis der Arbeit aufgelistet werden.

So regelt der GKV alle Rahmenverträge zur Vergütung für stationäre, ambulante und zahnärztlichen Versorgung. Er unterstützt die Krankenkassen bei der Erfüllung ihrer Aufgaben. Der GKV vertritt im Rahmen der gemeinsamen Selbstverwaltung die

Interessen gegenüber dem BMG oder G-BA auf Bundesebene. Zudem regelt er die Höchstbeträge für verschreibungspflichtige Arzneimittel (vgl. Wassmann et al. 2017 S,44).

Weitere wichtige Verbände sind die Ärztekammern. Jedes Bundesland verfügt in Deutschland über eine Ärztekammer. Nur Nordrhein-Westfalen hat zwei Kammern. Die 17 Ärztekammern regeln, durch den Gesetzgeber vorgegeben, alle Belange der ärztlichen Berufsausübung (vgl. Wassmann et al. 2017, S, 45). So sind Qualitätssicherungsmaßnahmen und die Förderung und Organisation der beruflichen Fortbildung nur einige Aufgaben der Ärztekammern. Die 17 Kammern bilden die Bundesärztekammer, welche ebenfalls am gesundheitspolitischen Geschehen beteiligt ist. Ebenso wird die Selbstverwaltung durch die ebenfalls aus 17 KV-Bezirken bestehende Kassenärztliche Vereinigung (KV) gestaltet. Die KV hat dabei die Aufgabe die gesetzlich vorgeschriebene ärztliche Versorgung sicherzustellen. Die Grundlage bildet dabei § 75 Abs. 1 SGB V. Die KV übernimmt gegenüber den Krankenkassen die Gewähr, dass die Versorgung den gesetzlichen Rahmenbedingungen entspricht. Die KV schließt dazu Verträge mit den Krankenkassen ab. Dabei stehen KV und Krankenkassen unter staatlicher Rechtsaufsicht durch zuständige Landesministerien. Wichtig ist in diesem Zusammenhang auch die Kassenärztliche Bundesvereinigung (KBV). Sie vertritt die Interessen des entsprechenden Berufsstandes auf Bundesebene und bringt zudem Expertise in Gesetzgebungsverfahren ein. Zudem vertritt die KBV niedergelassene Ärzte gegenüber den Krankenkassen und handelt dabei Verträge (Leistungskatalog & Gebühren) aus (vgl. Wassmann et al. 2017, S, 47). Im Rahmen des Sicherstellungsauftrags kontrolliert die KBV die Einhaltung der gesetzlichen Richtlinien durch die Vertragsärzte. Zudem hat die KBV Mitspracherecht im G-BA, bei der Eruierung von Notwendigkeiten und Wirtschaftlichkeit medizinischer Leistungen. Die KBV ist eine Körperschaft des öffentlichen Rechtes (darf Verträge schießen) und steht unter der Rechtsaufsicht des BMG (vgl. Wassmann et al. 2017, S, 47).

Die Bundesvereinigung Deutscher Apothekerverbände (ABDA) ist im Grunde gut mit den Ärztekammern zu vergleichen. Es geht um das Vertreten des Berufsstandes auf Bundesebene, die Erfüllung und Überwachung von Berufspflichten und Qualitätsmanagement. Zudem werden Fragen der Arzneimittelversorgung diskutiert. Außerdem sind in Deutschland 260 mittelständische Pharmaunternehmen zum

Bundesverband der Pharmazeutischen Industrie (BPI) zusammengeschlossen. Interessant ist hier der 1994 stattgefundene Austritt forschender Mitgliedsunternehmen und die Neuorganisation im Verband Forschender Arzneimittelhersteller (VFA) (vgl. Wassmann et al. 2017, S, 50). Auf den Bundesverband die Deutsche Krankhausgesellschaft (DKG) kann an dieser Stelle, auf Grund seiner schwachen politischen Stellung, nicht genauer eingegangen werden (vgl. Wassmann et al. 2017, S, 48).

Als weiterer Akteur haben die Wohlfahrtsverbände, da sie mehr als 50% der öffentlichen Sozialleistungen erbringen, großen Einfluss auf die Politik und entsprechende Gesetzgebungsprozesse (vgl. Backhaus-Maul 2018).

Außerdem ist als Verband noch die Bundesarbeitsgemeinschaft der PatientInnenstellen (BAGP) für die politische Stimme der Patienten wichtig (vgl. Wassmann et al. 2017, S, 48).

Der politische Einfluss der Mikroebene (einfache Leistungserbringer und Patienten) ist gering (vgl. Wassmann et al. 2017, S, 52). Das deutsche Gesundheitssystem (Bismarksystem) ist stark durch das Merkmal des Korporatismus gekennzeichnet. Dadurch entstehende Vor- und Nachteile sowie ein genereller Vergleich mit anderen Gesundheitssystemen soll nun angeschlossen werden. Der Staat kann sich durch die korporatistische Steuerung die Expertise und Ressourcen der Verbände zu Nutzen machen. Diese Expertise ist beim Gesetzgebungsprozess sehr hilfreich. Ein weiterer Vorteil dieser Steuerungsform liegt darin, die Handlungsmöglichkeiten ihrer Klientel (Leistungserbringer) aktiv gestalten zu können (vgl. Wassmann et al. 2017, S, 53). Jede vertretene Interessengruppe wird angehört und kann in Form eines Verbandes Einfluss nehmen. Der Nachteil dieses Systems besteht darin, dass die Macht der Verbände groß ist und die entsprechenden Interessen oftmals mit den staatlichen Steuerungszielen nicht vereinbar sind (vgl. Wassmann et al. 2017, S, 53). In der Soziologie werden Institutionen als eine Form von Organismus verstanden. Jeder Organismus strebt nach Selbsterhalt (vgl. Petersen & Mannstetten 2009, S, 6) Aus dieser Feststellung wird ein weiterer Nachteil des Systems sichtbar. Zudem ist der Gesetzgebungsprozess innerhalb dieses Systems sehr langwierig.

Weiter können Vor- und Nachteile nie ohne einen Kosten- und Nutzenaspekt beschrieben werden. Ob man das Finanzierungsmodell des Bismarcksystems als Vorteil beschreiben kann, kann hier nicht abschließend geklärt werden. Festzuhalten ist jedoch, dass das System durch seine öffentliche Finanzierung und allgemeine

Versicherungspflicht, allen Menschen eine Krankenversicherung zukommen lässt. Durch Steuern und Beiträge der Beitragszahler wird dies sichergestellt (vgl. Hausen, 2013, S, 20). So sind in den USA, einem System mit weit größerer privater Finanzierung und ohne generelle Versicherungspflicht, immer noch ca. 15,3 Prozent der Bevölkerung nicht Krankenversichert (vgl. Hausen, 2013, S, 41). Befinden sich die Finanzierung, Planung, Lenkung und Produktion der Gesundheitsdienste in staatlicher Hand spricht man vom Beveridge-Modell. Alle Leistungserbringer sind in diesem Modell direkte Angestellte des Staates. Die Politik kann direkten Einfluss auf das System nehmen. Das Beveridge-Modell ist ein Grundsicherungssystem, welches die gesamte Bevölkerung abdeckt (vgl. Wassmann et al. 2017, S, 20). Ein solches Modell kann, so der Gedankengang, benötigte Gesetzte wesentlich schneller auf den Weg bringen. So wird in England durch zehn regionale Gesundheitsbehörden, die Bevölkerung versorgt. Zwar steht dort die medizinische Grundversorgung grundsätzlich allen Bürgern zu, die Gesundheitsleistungen werden allerdings nach einem Budget vergeben. Somit kann nicht jeder Patient auf eine angemessene Behandlung innerhalb einer akzeptablen Zeitspanne hoffen.

> *„[…], dass der NHS diese Leistungen häufig nicht jedem Patienten überhaupt oder nur in einem angemessenen Zeitraum zur Verfügung stellen kann. Der NHS rationiert vielmehr faktisch auf Basis des zur Verfügung stehenden Budgets über Leistungsrestriktionen oder Wartelisten, die regional unterschiedlich ausfallen können (Wassmann et al. 2017, S, 22).“*

Fehlende finanzielle Mittel und zu wenig Behandlungskapazitäten sind, mit Ausnahme Schwedens, Probleme des Beveridge-Systems (vgl. Wassmann et al. 2017, S, 23). Zieht man das spanische System als Vergleich heran, so scheinen die Spanier zwar zufrieden zu sein, allerdings kämpft das Gesundheitswesen mit den besagten Wartelisten und überbelegten Zimmern (vgl. Bathelt 2005, S, 2) In Deutschland gibt es solche Wartelisten nicht. Ein weiterer Vorteil des Gesundheitssystems in Deutschland ist die freie Arztwahl. So kann zum Beispiel in Spanien der Hausarzt nur unter Angabe einer speziellen Begründung gewechselt werden (vgl. Bathelt 2005, S, 1). In Deutschland kann ohne weitere Probleme eine zweite oder dritte Meinung eingeholt werden. Auch wenn der Patient mit den Leistungen im Allgemeinen nicht zufrieden ist, kann er den Arzt wechseln und sogar über den BAGP Einfluss nehmen. Wie real diese Einflussnahme tatsächlich ist, ist allerdings fraglich. Zudem kann in der Bundesrepublik direkt ein Facharzt aufgesucht werden. Zwar gibt es seit einiger Zeit den Hausarztvertrag, welcher den Patienten vertraglich bindet, dieser kann aber auch wieder gekündigt werden (vgl. Hausaerzteverband 2014, S,1).

Über 90 % der spanischen Ärzte sind für den staatlichen Gesundheitsdienst tätig. Bezahlt werden entweder Fixgehälter oder die Gehälter orientieren sich an der Anzahl der pro Distrikt eingeschriebenen Patienten (vgl. Bathelt 2005, S, 2). Diese Tatsache mag sich aus Sicht der Ärzte und Patienten zuerst als negativ darstellen. Aus rein finanzieller Sicht jedoch muss diesem System eine gewisse Rationalität zuerkannt werden. Greift man auf Musgrave`s Konzept der meritorischen Güter zurück, wird das Problem des Bismark-Systems noch deutlicher. Die beschriebenen Güter zeichnen sich dadurch aus, dass deren Nachfrager nicht über das ausreichende Wissen im Kontext der Preisbildung verfügen (vgl. Wassermann et al. 2017, S, 17). Auch kann nicht davon ausgegangen werden, dass ein Individuum über die nötige Expertise verfügt und einschätzen kann, welche Behandlung notwendig ist und welche nicht. Ärzte in Deutschland können diese Tatsache ausnutzen, da sie direkt mit der Kasse abrechnen können.

„Das schadet zwar nicht der Gesundheit des Patienten, wird aber teuer für seine Krankenkasse" (Nienhaus 2007, S, 3).

Dieses sehr milde Formulierung lässt dabei fast vergessen, dass es sich hierbei um eine Form der unrechtmäßigen Bereicherung auf Kosten der Beitragszahler handelt. Zwar können Krankenkassen seit 2009 die Beitragssätze nicht mehr selbstständig erhöhen, da diese von der Bundesregierung vorgegeben werden, entsprechende Mehrkosten müssen aber z.B. durch Steuern generiert werden (vgl. Hausen 2013, S, 37). Auch stellt sich vor diesem Hintergrund die Frage nach der Wirksamkeit von Behandlungen und Medikamenten. Es kann nicht immer nachgewiesen werden, dass ein teures Medikament überhaupt die versprochene Wirkung erzielt. Viele der frei verkäuflichen Arzneimittel sind wesentlich billiger, werden vom Arzt aber nicht verabreicht. So ist zum Beispiel seit einiger Zeit von vielen Seiten eine Kritik über Kassenzahlungen für homöopathische „Arzneimittel" zu verfolgen (vgl. Tagesspiegel 2018). Vom wissenschaftlichen Standpunkt aus sind diese Präparate als unwirksam zu bewerten, werden aber von der Solidargemeinschaft gezahlt. Das deutsche Gesundheitssystem ist sehr Korruptionsanfällig. Die Pharmaindustrie versucht regelmäßig mit großem Erfolg das ärztliche Verschreibungsverhalten zu beeinflussen, obwohl viele neuartige Medikamente keinen Zusatznutzen bringen (Fischer & Dannenberg 2014, S, 38). Laut Studien besuchen jährlich etwa 15.000

Pharmavertreter 20 Millionen Mal Arztpraxen. Über 77% der Ärzte gaben an, dass mindestens einmal pro Woche mit einem Vertreter zu rechnen sei. Langfristig tragen diese Pseudoinnovationen zum Anstieg der Kosten im Gesundheitssystem bei (vgl. Fischer & Dannenberg 2014, S, 39 f.). Diese Problematik führt dazu, dass das Gesundheitssystem der BRD ineffizient wird und neben den Patienten eben auch die Krankenkassen leiden. Es entsteht also ein ganz erheblicher Schaden durch diesen Mechanismus. In einem System nach Beveridge-Model, wie z.b Spanien, wird es also nicht vorkommen, dass ein Arzt eine unnötige Behandlung verschreibt, da erstens kein Geld von staatlicher Seite zu erwarten wäre und zweitens durch das Fixgehalt keine Möglichkeit einer persönlichen Bereicherung besteht. Ein System, welches nur sehr begrenzte finanzielle Mittel zur Verfügung hat, wird maximale Wirksamkeit der Medikamente bei minimalen Kosten anstreben. So kommt eine Untersuchung der KPMG für die Zeitung „Die Welt" zu dem Ergebnis, dass das deutsche Gesundheitssystem ineffizient und zu teuer ist. Auch die Kliniken und Ärzte liefern trotz hoher Kosten nur mittelmäßige Leistungen. Das deutsche Gesundheitssystem kostet 11,3 % des BIP. Höhere Kosten haben dabei nur Frankreich und die Niederlanden (vgl. Kaiser 2014, S, 1). Dieser Aussage steht allerdings auch der reale Umfang der Sozial- und Gesundheitsleistungen in Deutschland gegenüber. In Deutschland haben Betroffene Anspruch auf Lohnfortzahlung im Krankheitsfall, Krankengeld durch die GKV, Mutterschaftsgeld und viele weitere Sozialleistungen. So gab Deutschland im Jahr 2001 etwa 45,47 Mrd. für zeitlich befristete und 22,03 Mrd. für unbefristete Geldleistungen aus. Darunter fallen auch Sozialleistungen im weiteren Sinne. Lohnfortzahlungen, Kranken- und Mutterschaftsgeld fallen allerdings in England deutlich niedriger aus. Viele der deutschen Sozial- und Gesundheitsleistungen sind in anderen Ländern schlicht nicht vorhanden. Noch liberaler ist dabei die USA. Nur etwa 50% der Amerikaner haben überhaupt Anspruch auf Lohnfortzahlungen. Gerade einmal fünf Bundesstaaten gewähren Krankengeld. Es gibt in vielen Bereichen keine bundesstattliche Regelung (vgl. Beske & Drabinski 2005, S, 43 f.). So sichert der viel kritisierte Verwaltungsapparat in Deutschland eine flächendeckende Grundversorgung. Das deutsche Gesundheitssystem hat einige Nachteile, allerdings auch eine Reihe an bestechenden Vorteilen. Neben den erwähnten Vor- und Nachteilen, muss also auch Art und Umfang der Leistungen, sowie ihr generelles Vorhandensein in einer Betrachtung berücksichtigt werden. Wie genau allerdings die wirkliche Effektivität eines Gesundheitssystems erfasst und gemessen werden kann, soll in Abschnitt A3 dieser Arbeit weiter behandelt werden.

A2. Felder und Konzepte der Präventionspolitik in Deutschland

Eine funktionierende Präventionspolitik ist in verschiedenster Hinsicht sinnvoll. Durch Prävention könnten viele der Zivilisationskrankheiten wie Diabetes, Herz-Kreislauf-Erkrankungen, Fettstoffwechselkrankheiten und Bluthochdruck, vermieden oder im Verlauf abgeschwächt werden. Die Lebensqualität vieler Menschen und die finanzielle Lage der deutschen Volkswirtschaft, würden sich verbessern. Experten gehen davon aus, dass bis zu 30% der Kosten im Gesundheitssystem durch eine gelungene Präventionspolitik eingespart werden könnten (vgl. Glaeske 2003, S, 9). Bisher herrscht im deutschen Gesundheitswesen allerdings der kurative Gedanke vor (vgl. Wassmann et al. 2017, S, 83). So wird seit einiger Zeit versucht Gesundheitsförderung und Prävention als feste Säule (Prävention, Kuration, Rehabilitation und Pflege) innerhalb des Gesundheitswesens zu etablieren.

Grundsätzlich können drei Kategorien der Prävention unterschieden werden.

Die Primärprävention verfolgt dabei das Ziel, das Auftreten einer Krankheit zu verhindern. Hierzu werden Impfprogramme und z.B. Suchtprävention betrieben (vgl. Glaeske 2003, S, 9). Auch wird die Bevölkerung durch Aufklärungs- und Motivationsaktionen zu einer sportlichen und bewussten Lebensweise angeregt (vgl. Wassmann et al. 2017, S, 84) Die Sekundärprävention zielt hingegen auf die Früherkennung (z.B. Darmkrebsvorsorge) von Krankheiten ab. Darunter fällt auch die Aufklärung über genetische Prädispositionen. Die Tertiärprävention soll medizinische oder psychosoziale Folgen bereits existenter Krankheiten reduzieren, die Heilung fördern und Rückfälle vermeiden. Es geht hier vor allem um Maßnahmen der Rehabilitation und Schadensbegrenzung (vgl. Glaeske 2003, S, 10).

Zudem sind die Begriffe der Prävention und Gesundheitsförderung voneinander abzugrenzen, da es sich um unterschiedliche Ansatzpunkte handelt. Die Prävention zielt darauf, dass Risiko bestimmter Krankheiten zu minimieren. Ziel sind dabei oft Personen einer bestimmten Risikogruppe. So kann bei adipösen Menschen, durch die richtige Prävention, der Ausbruch eines Diabetes mellitus verhindert oder zeitlich verschoben werden. Die Gesundheitsförderung agiert in einem anderen Feld.

„Gesundheitsförderung ist thematisch breiter angelegt als Prävention und will Individuen und soziale Gruppen befähigen, die personalen, sozioökonomischen und Umweltdeterminanten positiv für die Gesundheit zu beeinflussen und ist durch einen partizipativen, ganzheitlichen, intersektoralen und nachhaltigen Ansatz gekennzeichnet (Glaeske et al. 2003, S, 10)".

Gesundheitsförderung hebt die positiven Aspekte des Gesundseins hervor und kann so beim Individuum bestimmte Verhaltensänderungen bewirken. So setzt die Prävention eher direkt am Individuum an („verhaltensbezogene Intervention"). Um den Ausbau der persönlichen Ressourcen zu fördern. Gesundheitsschädliches Verhalten soll vom Individuum erkannt und vermieden werden (z.B. Suchtprävention). Die Gesundheitsförderung setzt eher an der sozialen, biologischen oder materiellen Umwelt an. Ziel ist die Schaffung gesunder Lebensbedingungen („verhältnisbezogene Intervention"). Verhaltensbezogene Intervention muss dabei stets mit der verhältnisbezogenen Intervention Kooperieren, damit eine gelungene Gesundheitspolitik möglich wird (vgl. Glaeske et al. 2003, S, 11).

So hat sich 2002 durch die Initiative des BMG, das Deutsche Forum Prävention und Gesundheitsförderung gegründet, aus dem später die Bundesvereinigung Prävention und Gesundheitsförderung e.V. (BVPG) hervorging. Nach langem Vorlauf trat am 25.07.2015 zusätzlich das neue Präventionsgesetz (PrävG) in Kraft. Das Gesetz soll die Zusammenarbeit bedeutender Akteure auf Bundes- und Landesebene fördern und eine generelle Prävention und Gesundheitsförderung der Bevölkerung erreichen (vgl. BVPG 2018). Dazu sollen Menschen in ihren Lebenswelten dazu bewegt werden, gesundheitsförderliche Lebensweisen zu entwickeln und in den Alltag übertragen zu können. In besonderem Fokus stehen dabei Schulen, Kindergärten, Pflegeeinrichtungen, Arbeitsumfelder, sowie der öffentliche Raum und das Wohnumfeld. Das Gesetz zielt verstärkt auf die Reduzierung lebensstilbedingter Krankheiten ab und will dabei die Früherkennung von Krankheiten verbessern. In Untersuchungen soll auf gesundheitliche Belastungen und Risikofaktoren besser eingegangen sowie auf eventuell bestehende genetische Prädispositionen aufmerksam gemacht werden. Gesundheitsförderliches Verhalten soll von den Krankenkassen mit Boni belohnt werden (vgl. BMG 2018). Außerdem steht eine Förderung des Impfwesens und Aspekte der Qualitätssicherung im Gesetzestext. Des Weiteren stärkt das Gesetz die betriebliche Gesundheitsförderung (vgl. Wanka 2016 S, 3f.).

Zusätzlich strebt das Gesetz eine verbesserte Kooperation der Sozialversicherungsträger unter Beteiligung der kommunalen Spitzenverbände an. So heißt es im entsprechenden Gesetzestext unter § 20d der Nationalen Präventionsstrategie, dass die Krankenkassen mit den restlichen Trägern der Sozialversicherungen (Rentenversicherung, Unfallversicherung und Pflegekassen) die Umsetzung der Präventionsstrategie garantieren müssen (vgl. PrävG 2018).

Zur Umsetzung wurde die Nationale Präventionskonferenz (NPK) gegründet. Träger der NPK sind die Spitzenverbände der Sozialversicherungen. Die Aufgabe der NPK besteht dabei in der Entwicklung einer nationalen Präventionsstrategie. Dazu gehört die Errichtung bundesweiter und trägerübergreifender Rahmenbedingungen. Zudem muss alle vier Jahre ein Bericht erstellt werden, welcher die Fortschritte in Prävention und Gesundheitsförderung aufzeigt (vgl. BVPG 2018). Die Geschäftsstelle des BVPG hat drei Arbeitsbereiche eingerichtet. Im Fokus stehen Kindergärten und Schulen, die betriebliche Gesundheitsförderung, sowie das Thema des gesunden Alterns (vgl. Wassmann et al. S, 85).

Im Anschluss sollen nun einige dieser Präventionsbereiche näher beleuchtet und die Auswirkung des PrävG dargestellt werden. Eine grobe Einteilung entlang der Lebensphasen (Kinder- Jugendalter, frühes/mittleres Erwachsenenalter, Alter) kann dabei sinnvoll sein. Das PrävG folgt ebenfalls dieser grundlegenden Einteilung. Allerdings kann eine Liste möglicher Interventionssettings niemals dem Anspruch der Vollständigkeit gerecht werden (vgl. Glaeske et al. 2003, S, 11).

Es ist als durchaus sinnvoll anzusehen, mit der Prävention und Gesundheitsförderung im Kindes- und Jugendalter zu beginnen, da in diesen Lebensphasen die Grundlagen für ein späteres Gesundheitsverständnis gelegt werden. So muss gesundheitsschädliches Verhalten im Jugendalter reduziert werden, um spätere Krankheiten wie Adipositas, Herz- und Kreislauferkrankungen, Lungenkrebs sowie Leberzirrhose verhindern zu können. Dabei ist Adipositas im Kindesalter ein zunehmendes Problem, weshalb das PrävG sportliche Maßnahmen in Kindertagesstätten und Schulen gesetzlich fördert (vgl. BMG 2018).

Außerdem sind Unfälle im Haushalt und in der Freizeit unter Jugendlichen sehr häufig. Präventiv müssen Eltern darauf geschult werden, Stürze ihrer Kleinkinder zu vermeiden. Zusätzlich macht ein Verkehrssicherheitstraining für Jugendliche Sinn. Auch müssen Jugendliche mit Führerschein über die Gefahren von Alkohol am Steuer aufgeklärt werden.

Zu den häufigsten chronischen Erkrankungen dieses Lebensabschnittes zählen Allergien und Asthma. Durch verlängerte Stillzeiten, Nichtrauchen, sowie die Schaffung allergiereduzierender Wohnumwelten können entsprechende Krankheiten verhindert werden. Hier müssen vor allem Eltern präventiv geschult werden. Durch Kariesprophylaxe konnte die Zahngesundheit von Heranwachsenden deutlich verbessert werden. Allerdings profitieren Kinder aus sozial schwachen Familien bislang noch nicht ausreichend von den Maßnahmen. Auch hier müssten die Eltern vermehrt präventiv geschult werden (vgl. Glaeske et al. 2003, S, 12).

Familien mit erhöhtem Unterstützungsbedarf sollen zukünftig durch Ärzte auf entsprechende Programme hingewiesen werden. Vorsorgeuntersuchungen durch den Kinderarzt können durch das neue Gesetz bis zum 18. Lebensjahr vorgenommen werden. Ärzte sollen vermehrt darauf hinarbeiten, eventuelle Risikofaktoren, schädliches Verhalten oder Entwicklungsstörungen zu benennen und mit den Eltern an Lösungen zu arbeiten. Die Früherkennung von Krankheiten im Jugendalter soll verbessert werden (vgl. BGM 2018).

Ein weiteres Präventionsfeld bei Jugendlichen ist der Konsum von psychotropen Substanzen jeglicher Art. Die BVPG hat zahlreiche Präventionsprogramme rund um das Thema Energydrinks, Alkohol und Partydrogen. Hoher Alkoholkonsum im Jugendalter wirkt sich negativ auf die Gehirnentwicklung aus und kann im Laufe des Lebens zu schweren Suchterkrankungen führen (vgl. BVPG 2018). Deutschland steht an zweiter Stelle der gemeldeten Drogentoten in Europa. Konsumenten entwickeln häufig Lungen- und Leberkrankheiten sowie Infektionen und Herz-Kreislauf-Erkrankungen. Bei hartem Konsum kommen Krankheiten wie HIV und Hepatitis vor. Auch psychische Erkrankungen gehen oft mit dem Konsum einher. Im Jugendalter kann Drogenkonsum zusätzlich zu massiven Entwicklungsstörungen führen. Deshalb klärt die BVPG in zahlreichen Präventionsprogrammen darüber auf (vgl. BVPG 2018).

Auch das Thema Impfungen steht dabei im Augenmerk der Präventionspolitik und des PrävG. Die Durchimpfungsraten sind vor allem in den alten Bundesländern unzureichend. Vor allem Impfkritiker müssen durch entsprechende Aufklärung erreicht werden. Allerdings wurden auch die Kindertagesstätten mit mehr Handlungsspielraum ausgestattet. So müssen Kinder bei der Aufnahme in den Kindergarten mittlerweile einen Nachweis über die notwendigen Schutzimpfungen vorlegen. Auch können die Behörden ungeimpfte Kinder vorrübergehend aus Einrichtungen ausschließen (vgl. BMG 2018).

Zudem muss die Verhinderung von Sexualkrankheiten und Schwangerschaften im Zentrum gelungener Prävention stehen. Im Bereich der Gesundheitsförderung muss vor allem das generelle Selbstwertgefühl der Jugendlichen gestärkt werden. Die positive Korrelation wurde in zahlreichen Studien bewiesen. Außerdem muss die Schaffung von gesundheitsförderlichen Lebenswelten in den Vordergrund gestellt werden (vgl. Glaeske et al. 2003, S, 13).

Den nächsten Lebensabschnitt stellt das frühe bis mittlere Erwachsenenalter dar. Hier fokussiert sich die Prävention erneut auf die Früherkennung. Das PrävG trägt zu einer Verbesserung der betrieblichen Gesundheitsförderung (BFG) bei und stellt eine enge Verknüpfung mit dem Arbeitsschutz her (vgl. Wanka 2016, S, 3). In dieser Lebensphase steht der Abbau schädlicher Verhaltensweisen im Vordergrund, da diese sich auf das späte Lebensalter auswirken. So kann die Mortalität durch Herz-Kreislaufkrankheiten durch eine gesunde Lebensweise (Nicht-Rauchen, Verzicht auf täglichen Fleischkonsum, Gemüseverzehr und Bewegung) um bis zu 54% reduziert werden. Bei dieser verhaltensorientierten Präventionsstrategie bieten sich viele verschiedene Settings an (z.B. vegetarischer Tag in der Kantine). Hier wird allerdings auch schnell sichtbar, wie Präventionsmaßnahmen an ihre Grenzen gelangen. Oft muss gegen „alt eingesessene" Meinungen angekämpft werden. So titulierte die Bild vor einer Weile reißerisch, dass Die Grünen der Bevölkerung den Konsum von Fleisch verbieten wollen (vgl. Bild 2013).

Eine ebenso häufige Erkrankung wie Herz- und Kreislaufprobleme sind Rückenschmerzen und Fehlhaltungen. Auch hier informiert die BVPG umfangreich. Die Prävention fängt im betrieblichen Setting an. Stühle müssen geeignet sein und verhaltensbezogene Programme wie Rückenschulungen können implementiert werden. Auch psychosoziale Aspekte von Rückenschmerzen (Mobbing, Stress, Betriebsklima) können Berücksichtigung finden. Darüber hinaus müssen Betriebe vom wirtschaftlichen Nutzen betrieblicher Gesundheitsförderung überzeugt werden (vgl. BVPG 2018). Psychische Erkrankungen und Suchtprobleme sind ebenfalls für den mittleren Lebensabschnitt charakteristisch und sind dabei immer an bestimmte Lebensbedingungen geknüpft. Hier werden vor allem geschlechterspezifische Unterschiede in den Krankheitsbildern sichtbar. Auch Ursachen und Entwicklungsverläufe der Krankheiten weisen entsprechende Unterschiede auf. So müssen Präventionsprogramme den verschiedenen Bedürfnissen Rechnung tragen. Prävention, welche zu stark an traditionellen Settings (z.B. Betrieb) orientiert ist, läuft zudem Gefahr, bestimmte Risikogruppen (Obdachlose, Alleinerziehende) nicht zu erreichen. Es müssen für diese Bevölkerungsgruppen folglich spezielle Programme erdacht werden (vgl. Glaeske et al. 2003, S, 14). Im Bereich der Gesundheitsförderung ist im mittleren Lebensalter vor allem die Vereinbarkeit von Familie und Beruf gesundheitlich förderlich. Dazu gehört die Einrichtung flexibler Arbeitszeiten ebenso, wie die generelle Ressourcenstärkung junger Familien und die Förderung von Ganztagsschulen (vgl. Glaeske et al. S, 15).

Zur Prävention und Gesundheitsförderung im Rentenalter stehen ebenfalls vielfältige Möglichkeiten zur Verfügung. Das gesundheitspolitische Ziel „Gesund alt werden" zielt dabei auf eine Verbesserung der Lebensqualität ab. Dazu müssen vor allem soziale aber auch persönliche Ressourcen der Betroffenen aktiviert werden, um eine möglichst lange psychosoziale Gesundheit zu ermöglichen. Durch Verhaltens- und Verhältnisprävention können vermeidbare Todesfälle (z.B. Stürze im Haushalt) verhindert werden. Vor dem Hintergrund des demographischen Wandels gilt es, mögliche Erkrankungen des Alters, aus Kostengründen, durch geeignete Präventionsmaßnahmen einzudämmen (vgl. Glaeske et al. S, 15).

Gerade in dieser Lebensphase treten die bereits beschriebenen Folgen durch das Rauchen vermehrt auf. Zur Vermeidung von Osteoporose und damit einhergehender Brüche, ist der Verzehr von Milch und Gemüse zu empfehlen. Zudem sollten Bewegungsprogramme zur Stärkung des Bewegungsapparates in die Präventionsmaßnahmen integriert werden (vgl. Glaeske et al. S, 16). Auch die BVPG bietet eine Reihe an Präventionsansätzen im Bereich Sport und psychosozialer Gesundheit an (vgl. BVPG 2018). So kann das psychische Wohlbefinden durch einen Ansatz der Integration (Wohngemeinschaften) gestärkt und eine Isolation vermieden werden. Der Ausbau sozialer Netzwerke im Alter kann psychische Auffälligkeiten und psychiatrische Erkrankungen verringern. Die Einrichtung seniorengerechter Angebote kann die empfundene Lebensqualität stark verändern. Der Verlust körperlicher und geistiger Funktionen soll durch Prävention so lange wie möglich verschoben werden (vgl. Galeske et al. S, 17).

Zusammenfassend lässt sich Prävention als eine sinnvolle Säule des Gesundheitssystems begreifen. Sie erhöht die Lebensqualität, beugt schweren Erkrankungen vor und entlastet die Solidargemeinschaft.

A3 Die Leistungsfähigkeit von Gesundheitssystemen

Wie sich nun die eigentliche Leistungsfähigkeit von Gesundheitssystemen messen lässt, soll in diesem Abschnitt der Arbeit erläutert werden.

Um ein Gesundheitssystem beschreiben zu können, müssen bestimmte Grundlagen verständlich werden. Es ist sinnvoll, Prozesse, Strukturen und Ergebnisse innerhalb eines Systems, auf ihre Qualität hin zu bewerten. Unter Strukturqualität werden alle Rahmenbedingungen (Ressourcen, Einrichtungen, Personal, usw.) eines Gesundheitssystems gefasst. Die Prozessqualität beschreibt die Interaktion zwischen Leistungserbringern und den Patienten. Die Ergebnisqualität gibt Auskunft über das Erreichen definierter Ziele (vgl. Hausen 2013, S, 15). Eine wichtige Kennzahl in der Messung der Leistungsfähigkeit von Gesundheitssystemen ist die der Ausgaben. So können Länder anhand des Anteils der Gesundheitsausgaben am Bruttoinlandsprodukt und anhand der Pro-Kopf-Ausgaben, miteinander verglichen werden. Allerdings lassen höhere Ausgaben nicht automatisch auf ein besseres System schließen, wie das Beispiel der USA zeigt (vgl. Hausen 2013, S, 18). Alle bis hier genannten Kriterien lassen noch keinen ausreichenden Schuss zu.

Weiter könnte man versuchen, die Systeme aufgrund verschiedener Kriterien miteinander zu vergleichen. Die WHO formuliert sechs Bereiche (Effektivität, Effizienz, Zugänglichkeit, Patientenorientierung, Gerechtigkeit und Sicherheit), nach denen Gesundheitssysteme beschrieben werden können (vgl. Hausen 2013, S, 17). Allerdings wird hier sofort ein Problem sichtbar. Um einen einfachen Vergleich anstellen zu können, müssen sich die Systeme strukturell zu einem gewissen Grad ähneln. Schölkopf schlägt eine Unterteilung in sechs Ländergruppen vor. Er unterteilt nach der Organisationsstruktur (Sozialversicherungssystem, nationales System, usw.) (vgl. Hausen 2013, S, 27f.). Der Soziologe Esping-Anderson unterscheidet nach liberalen, sozialdemokratischen und konservativen Wohlfahrtsstaaten. Er analysiert die Systeme nach den Kriterien der Kommodifikation, Stratifikation und Familie, Staat oder Markt. Die vorherrschenden Strukturen (Privatisierung, Korporatismus usw.) können mit seinem Modell sehr detailliert erfasst werden (vgl. Hausen 2013, S, 29). So können durch diese Unterteilung, Systeme des gleichen Typs (z.B. Deutschland, Frankreich), zumindest rudimentär verglichen werden. Allerdings ist für einen wirklich wissenschaftlichen Vergleich von Systemen gleicher oder unterschiedlicher Struktur ein wesentlich differenzierteres Modell notwendig. Es müssen Parameter bestimmt und gewichtet, sowie der Grad der Zielerreichung beschrieben werden. Um dies zu gewährleisten, sind umfangreiche Studien notwendig.

So hat die WHO im Jahre 2000 eine umfangreiche Studie durchgeführt. Auf der Basis von fünf Vergleichsdimensionen wurden Daten erhoben (vgl. WHO 2000). Gemessen wurde das Gesundheitsniveau der Bevölkerung, die Fairness der Verteilung von Gesundheit, Patientensouveränität, soziale Gerechtigkeit und die Finanzierung. Um das Gesundheitsniveau einer Bevölkerung beschreiben zu können, verwendet die WHO die invaliditätsbereinigte Lebenserwartung (DALE) als Kennzahl. Um die gerechte Verteilung von Gesundheit zu messen, werden Mortalitäts- und Kindersterblichkeitsraten als Indikator verwendet. Bei der Patientensouveränität geht die WHO der Frage nach, ob die Bevölkerung die empfangene Behandlung als ausreichend empfindet. Soziale Gerechtigkeit misst in diesem Zusammenhang vor allem den Zugang zum System für sozial benachteiligte Gruppen. Die Fairness der Finanzierung fasst ungerechtfertigt hohe Kosten und regressive Finanzierungssysteme ins Auge und ermittelt auf der Grundlage der finanziellen Last der Haushalte einen Index. Anschließend werden die fünf genannten Indikatoren durch eine Personenbefragung gewichtet und indexiert. Im Abschlussranking dieser Studie belegt Deutschland Platz 25 (vgl. Hausen 2013, S, 67). Allerdings fallen auch schnell einige Kritikpunkte der WHO-Studie ins Auge. Zuerst muss die Frage gestellt werden, ob der Parameter der Patientensouveränität nicht zu subjektiv ist. Die bereits erwähnte Problematik der Vergleichbarkeit strukturell unterschiedlicher Systeme (konservativ / liberal) stellt sich hier erneut. So stellt sich auch Richardson die Frage, ob alle Länder und die entsprechenden Systeme, hinsichtlich ihrer Ziele, wirklich einheitlich sind (vgl. Richardson & Robertson 2003: S, 355f.). Das System der USA zeichnet sich durch einen Gedanken der Liberalität aus. Im Liberalismus ging es immer um die Eigenverantwortlichkeit des Individuums. Eine flächendeckende Gesundheits- und Grundversorgung widerstrebt dem liberalen Gedanken. Das Bismarksystem strebt im Gegenteil eine Komplettversorgung an. Es handelt sich jeweils um völlig verschiedene Ziele. So sind Gesundheitssysteme auch immer ein Abbild der politischen Ausrichtung eines Staates.

Als Antwort auf die Pionierarbeit der WHO veröffentlichte das Fritz-Beske Institut im Jahr 2004 eine eigene Studie. Auffällig ist, dass die Studie sehr viel detailliertere

Kriterien für die Leistungsfähigkeit von Gesundheitssystemen heranzieht. Die Länder werden dabei nach den Indikatoren der Finanzierung und Leistungsfähigkeit kategorisiert. So gibt Deutschland laut dieser Studie pro Jahr und Kopf 3566 Euro aus und liegt damit über dem Länderdurchschnitt (vgl. Hausen 2013, S, 68). Die Leistungsfähigkeit wird durch die Indikatoren der Lebenserwartung, Personal, Krankenhausversorgung, Wartezeit, Zufriedenheit und Mortalitätsraten gemessen. Wie bereits erwähnt geht die Studie sehr detailliert vor und unterteilt die einzelnen Indikatoren weiter. So wird die Lebenserwartung in vier weitere Bereiche geteilt. Als erstes wird die Lebenserwartung bei der Geburt herangezogen. Weiter werden Mütter- und Säuglingssterblichkeit erfasst, um abschließend die ferne Lebenserwartung (zu erwartende Lebensjahre nach dem 60. Lebensjahr) in die Betrachtung miteinzubeziehen. Die Studie postuliert, dass aus der Anzahl der Fachkräfte auf die Leistungsfähigkeit des Systems geschlossen werden kann. Kürzere Wartezeiten, eine qualifizierte Versorgung und eine angemessene Behandlungszeit, sind laut des Fritz-Beske-Instituts auf qualifiziertes Fachpersonal zurückzuführen (vgl. Hausen 2013, S, 69). Weiter wurde in diesem Zusammenhang die Ärztedichte erfasst. Deutschland weist in diesem Bereich überdurchschnittliche Werte auf. Die Studie bescheinigt Deutschland eine leistungsfähige Strukturqualität, welche als Grundlage einer hohen Leistungsfähigkeit gesehen werden kann. Als weiterer Punkt sei die Ergebnisqualität der Krankenhausversorgung für die Leistungsfähigkeit wichtig. So konnten in Deutschland kaum Engpässe in der Krankenhausversorgung nachgewiesen werden und auch die Bettenauslastung scheint überdurchschnittlich zu sein (vgl. Hausen 2013, S, 70). Ebenfalls stellt die Wartezeit auf eine bestimmte Behandlung ein Kriterium der Leistungsfähigkeit dar. In Deutschland konnten, außer bei hochkomplexen Behandlungen, keine langen Wartezeiten erfasst werden. Weiter wurde die Zufriedenheit als subjektiver Parameter durch Umfragen erfasst. Bei den Mortalitätsraten liegt Deutschland im mittleren Bereich. Allerdings kann aus den Sterblichkeitsraten nicht ausreichend auf die Leistungsfähigkeit geschlossen werden (vgl. Hausen 2013, S, 71).

Eine weitere Art, sich der Thematik zu nähern, lässt sich in der Commonwealth Studie ausmachen. Die Studie zieht den Zugang zur Gesundheit (z.B. Wartezeiten auf Arzttermine), die Qualität der Leistungen, sowie die Koordination der Versorgung, als Indikatoren heran. Zudem wird ein stärkerer Fokus auf erkrankte Personen, also die wirklichen Nutzer des Systems, gelegt. Die so gewonnene Nutzerperspektive lässt einen besseren Rückschluss zu, als ein einfacher Querschnitt der Bevölkerung. Gesunde Menschen können über die Leistungsfähigkeit des Systems schwieriger urteilen (vgl. Hausen 2013, S, 71).

Eine Vorreiterposition in der Erhebung von Daten zur Messung von Leistungsfähigkeit in Gesundheitssystemen nimmt die OECD ein. Es wurden dazu eine Reihe an Indikatoren entwickelt, um die Versorgungsqualität und die Ergebnisse medizinischer Behandlungen messen zu können. Auch der Zugang zur medizinischen Versorgung und die Effektivität eingesetzter Mittel kann so erfasst werden. Nach der Erarbeitung eines Rahmenkonzeptes, wurde beschlossen, welche Indikatoren erfasst werden sollten. Die OECD legt dabei großes Augenmerk auf wissenschaftlich fundierte Indikatoren. Zu Beginn standen allerdings für einige Länder nicht genügend Daten zu den jeweiligen Indikatoren zur Verfügung, weshalb erstmal ein grundlegender internationaler Datensatz erstellt werden musste. Die festgelegten Indikatoren beschreiben dabei den Gesundheitszustand, Ressourcen des Gesundheitswesens, Inanspruchnahme, Gesundheitsausgaben, Finanzierung, Sozialer Schutz, Arzneimittelmarkt, Gesundheitsfaktoren, demographische Entwicklung und wirtschaftliche Kennzahlen. Die OECD verzichtet auf ein Ranking. Vielmehr können durch die erhobenen Indikatoren unterschiedliche Bereiche eines Gesundheitssystems beschrieben und vergleichbar gemacht werden (vgl. Hausen 2013, S, 74f).

Als abschließendes Fazit lässt sich sagen, dass es eine Reihe an Schwierigkeiten bei der Leistungsmessung gibt. Oft sind die Systeme zu komplex und auch in ihrer Zielsetzung und Struktur zu unterschiedlich. Auch kann der Grad der Zielerfüllung nicht in allen Bereichen ausreichend beschrieben werden. Oft liegen für bestimmte Indikatoren nicht genügend Daten vor, sind zu subjektiv, oder müssen erst erhoben werden. Ein Ranking geht immer mit dem Problem der Gewichtung von Indikatoren einher. Zudem kann, so der Gedankengang, nicht sichergestellt sein, dass ein bestimmter Indikator für alle Länder die gleiche Aussagekraft besitzt. So kann zum Beispiel eine hohe Suizidrate auch auf andere Faktoren als das Gesundheitssystem zurückgeführt werden. Abschließend muss noch darauf verwiesen werden, dass die Studien, aufgrund der Methodik, nicht verglichen werden können (vgl. Hausen 2013, S, 29).

Literaturverzeichnis:

Backhaus-Maul, Holger (2002): Wohlfahrtsverbände als korporative Akteure.
Unter:http://www.bpb.de/apuz/25545/wohlfahrtsverbaende-als-korporative-akteure
(abgerufen: 21.10.18)

Bathelt, Julia (2015): Gesundheits- und Sozialpolitik. Das Spanische Gesundheitssystem. In:
Rheinisches Ärzteblatt
Unter:https://www.aekno.de/downloads/archiv/2005.08.014.pdf
(abgerufen: 21.10.18).

Beske, Fritz & Drabinski, Thomas (2005): Leistungskatalog des Gesundheitswesens im
internationalen Vergleich. Fritz Beske Institut für Gesundheitssystemforschung, Kiel

Bildzeitung (2003): Die Grünen wollen uns das Fleisch verbieten!
Unter: https://www.bild.de/.../gruene-wollen-einmal-die-woche-in-kantinen-fleisch-verbieten-
3.html (abgerufen: 21.10.18).

Bundesministerium für Arbeit und Soziales (2015): Übersicht über das Sozialrecht, Ausgabe
2015/2016, Bonn

Bundesministerium für Gesundheit (2018): Organisationsplan.
Unter:https://www.bundesgesundheitsministerium.de/fileadmin/Dateien/3_Downloads/O/Org
anisationsplan/181001_Organisationsplan_ohne_Tel.pdf
(abgerufen: 21.10.18)

Bundesministerium für Gesundheit (2018):Präventionsgesetz
Unter:https://www.bundesgesundheitsministerium.de/service/begriffe-von-a-
z/p/praeventionsgesetz.html
(abgerufen: 21.10.18)

Die Bundesvereinigung Prävention und Gesundheitsförderung e.V. (2018):
Unter:https://www.bvpraevention.de/cms/index.asp?inst=BVPG&snr=6679&t=Arbeitsweise
(abgerufen: 21.10.18).

Fischer, Christiane & Dannenberg, Manja (2015): Was ist erlaubt und wo ist die Grenze? Umgang mit der Pharmaindustrie. IN: Mezis. Unter:https://mezis.de/wp-content/uploads/2015/11/s-0034-1370316.pdf (abgerufen: 21.10.18).

Gemeinsamer Bundesausschuss (2018): Der Gemeinsame Bundesausschuss. Unter: https://www.g-ba.de/downloads/17-98-2803/2017-12-21_G-BA_Flyer_Der_Gemeinsame_Bundesausschuss_DE_bf.pdf (abgerufen: 21.10.18)

Glaeske, Gerd & Franke, Robert (2003): Prävention und Gesundheitsförderung stärken und ausbauen. Friedrich-Ebert-Stiftung. Gesprächskreis Arbeit und Soziales. Unter:http://www.gesundheitsfoerderndehochschulen.de/Inhalte/B_Basiswissen_GF/B9_Materialien/B9_Dokumente/Dokumente_national/Fried_Ebert_Stift_GF_Praevention.pdf (abgerufen: 21.10.18).

Hausen, Anita (2017): Studienbrief SRH Fernhochschule. Gesundheits- und Sozialsysteme im internationalen Vergleich: The mobile University, Riedlingen

Hausärzteverband (2018): Patienteninformation zum Hausarztprogramm. Unter:https://www.hausaerzteverband.de/cms/fileadmin/user_upload/2014_07_14_HEK_HH_Anl6.1_Patienteninfo_Hausarztprogramm.pdf (abgerufen: 21.10.18).

Kaiser, Tobias (2014): Das deutsche Gesundheitswesen ist das Geld nicht wert. In: Zeitung die Welt. Unter:www.welt.de/wirtschaft/article124010016/Deutsches-Gesundheitswesen-ist-das-Geld-nicht-wert.html (abgerufen: 21.10.18).

Nienhaus, L.: (2007): Warum ist Gesundheit so teuer? In: Frankfurter Allgemeine Sonntagszeitung, Nr. 49, S.56

Peterson, Thomas & Manstetten, Reiner (2009): Beständigkeit im Raum des Sozialen – Der Begriff der Institution bei Arnold Gehlen. Department Ökonomie, Helmholtz-Zentrum für Umweltforschung GmbH, Leipzig Unter:file:///C:/Users/Admin/Desktop/Sozial%20und%20Gesundheitspolitik/Organismus%20und%20Selbsterhaltungstrieb.pdf (abgerufen: 21.10.18).

Präventionsgesetz (2018): Gesetz zur Stärkung der Gesundheitsförderung und der Prävention (PrävG) In: Bundesanzeiger, Bonn

Richardson, J; Wildman, J; Robertson, IK (2003): A critique of the World Health Organisation`s evaluation of health system performance, in: Health Economics, Volume 12, S. 355-366

Tagesspiegel (2018): Kritik an gesetzlichen Krankenkassen. Geld für Globuli, aber nicht für Brillen. Unter: https://www.tagesspiegel.de/politik/kritik-an-gesetzlichen-krankenkassen-geld-fuer-globuli-aber-nicht-fuer-brillen/22841754.html (abgerufen: 21.10.18).

Wanka, Gerald (2016): Das neue Präventionsgesetz. Auswirkungen und Folgen für die Akteure im betrieblichen Gesundheitsschutz. Tagung für Sicherheitskräfte und Betriebsärzte, Bundesanzeiger Unter:https://www.bgbl.de/xaver/bgbl/Start.xav?startbk=Bundesanzeiger_BGBl&jumpTo=bgbl115s1368.pdf#_bgbl_%2F%2F5B%40attr_id%3D%27bgbl115s1368.pdf (abgerufen: 21.10.18).

Wassmann, Herbert (2018): Überblick. In: Podcast Sozial- und Gesundheitspolitik / 0815 Überblick. Unter:https://mobile-university.cloud.panopto.eu/ Panopto/Pages/Viewer.aspx?id=f9cbf4e3-da50-4a06-b2a4-96b76346887b (abgerufen: 21.10.2018)

Wassmann, Herbert (2017): Studienbrief SRH Fernhochschule. Sozial- und Gesundheitspolitik: The mobile University, Riedlingen

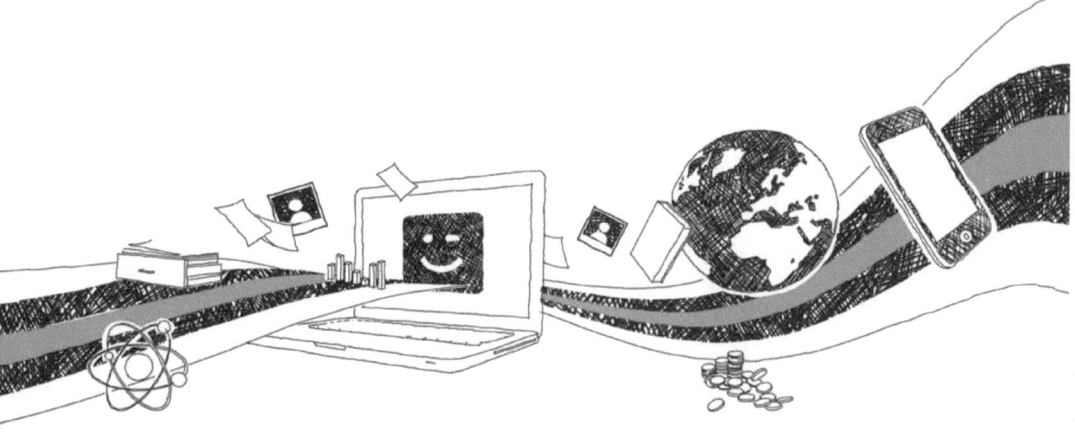
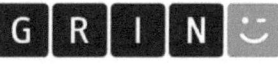